DE LA CHLOROSE,

VULGAIREMENT APPELÉE

PALES COULEURS;

SIÈGE ET TRAITEMENT

DE CETTE AFFECTION,

AVEC

Plusieurs Observations suivies de succès.

Par le Docteur GUIRETTE,
Médecin de la Faculté de Paris,
ancien Elève des hôpitaux de cette ville,
Médecin à Brienne-le-Château.

> *Naturam morborum ostendunt curationes.*
>
> HIPP.

PARIS.
CHEZ BRESCHET, LIBRAIRE,
Place de l'Ecole-de-Médecine.

1844.

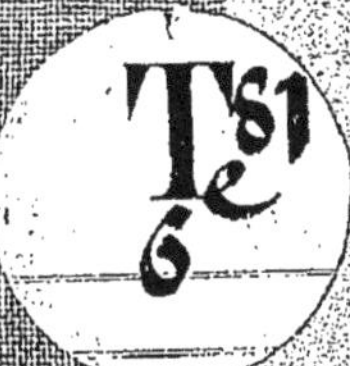

DE LA CHLOROSE,

VULGAIREMENT APPELÉE

PALES COULEURS.

IMP. BOUQUOT. — TROYES.

DE LA CHLOROSE,

VULGAIREMENT APPELÉE

PALES COULEURS;

SIÈGE ET TRAITEMENT

DE CETTE AFFECTION,

avec

PLUSIEURS OBSERVATIONS SUIVIES DE SUCCÈS.

Par le Docteur GUIRETTE,

MÉDECIN DE LA FACULTÉ DE PARIS, ANCIEN ÉLÈVE DES HÔPITAUX DE CETTE VILLE,
MÉDECIN A BRIENNE-LE-CHATEAU.

Naturam morborum ostendunt curationes.
HIPP.

PARIS.

CHEZ BRESCHET, LIBRAIRE,
Place de l'Ecole-de-Médecine.

1844.

Frappé de la fréquence de la chlorose et du peu de succès que l'on me paraît obtenir des moyens généralement employés contre cette maladie; animé du désir d'être utile à mes semblables, je viens leur offrir le fruit de mes observations et les résultats satisfaisants que j'ai obtenus depuis quelques années.

Je serai trop heureux si cette nouvelle manière d'envisager la maladie peut rendre, aux personnes chlorotiques, les avantages d'une santé parfaite, la satisfaction d'une guérison prompte, et aux familles une tranquillité qu'elles avaient perdue.

DE LA CHLOROSE,

VULGAIREMENT APPELÉE

Pâles Couleurs.

Jusqu'alors, on n'a pu reconnaître le siège de cette maladie ; c'est pour cette raison qu'on l'a toujours considérée comme une véritable affection secondaire. Les uns l'ont considérée comme dépendant d'une affection gastrique : — de ce nombre sont Hoffmann et Broussais ; — les autres l'ont regardée comme un symptôme de la nouvelle manière d'être dans laquelle allait entrer l'organe de la génération.

Les partisans de la phlegmasie gastrique primitive ont donné pour preuve de leur assertion la décoloration de la peau qui est inhérente à cette maladie, laquelle décoloration est produite par un manque d'assimilation.

Ceux qui ont placé le siège de cette affection dans l'utérus, ont considéré une jeune fille comme un être arrêté dans son développement, faute de vitalité nécessaire.

Sydhénam l'a regardée comme une ataxie des esprits, et une cacochymie qui en dépend.

Van-Swieten ne la distingue pas de la cachexie.

Pour M. Cabanis, c'est un effet de l'aménorrhée.

Aujourd'hui, dans l'état actuel de la science, cette affection est généralement regardée comme une *anémie* dépendante de la décoloration du sang. Cette opinion est basée sur cette vérité, que les organes reçoivent de ce liquide leur excitation et leur aliment. C'est reproduire avec bonheur l'idée de Bordeu, qui appelait le sang *une chair coulante*, et c'est pour cela, sans doute, que le célèbre professeur Andral compare l'état chlorotique à une suite d'hémorrhagie, quant aux effets et aux accidents, sans s'expliquer du reste sur les nouveaux phénomènes que présente le sang.

Examinons chacune de ces opinions en particulier, et voyons si nous pourrons admettre l'une d'elles. Et d'abord, pour ce qui est de la gastrite considérée comme primitive, pourquoi cette phlegmasie se conduirait-elle ici autrement que dans toute autre circonstance? Pourquoi réveillerait-elle des sympathies qu'on ne trouve point dans tout autre cas? Pourquoi serait-elle d'une autre nature? Je sais bien qu'il y a quelques points de contact dans ces deux affections sous le rapport des résultats, tels que l'amaigrissement, la décoloration; mais cela ne suffit pas, à mon avis, pour que l'on place dans l'estomac le siége de l'affection dont il est question. Du reste, si l'assimilation ne se fait point, cela ne tient qu'à un changement de mode d'action de cet organe, comme nous le verrons plus bas, et ce qui vient ajouter à ce que j'avance, c'est que le traitement que l'on fait suivre aux jeunes personnes atteintes de la chlorose, est tout-à-fait contraire aux principes qui régissent les phlegmasies. Il n'est pas, je crois, de médecin physiologiste qui voulût traiter une gastrite par les toniques, les ferrugineux, — persuadé qu'il serait de voir la phelgmasie s'exaspérer. Nous voyons donc déjà que l'estomac ne saurait être le siége de cette maladie.

Quant aux médecins qui ont placé le siége de la chlorose dans l'utérus, il est très-facile de démontrer qu'ils sont dans l'erreur. L'absence de cet organe chez les jeunes garçons qui ne sont point exempts de cette affection, est un argument sans réplique. Par cette même raison, l'opinion de M. Cabanis n'est pas plus fondée.

Pour ceux qui regardent la décoloration du sang comme la cause de cette affection, ils se contentent de dire que le sang, sans aucune espèce de perte préalable, peut être modifié de telle façon, qu'il en résulte une chlorose. Mais il reste à savoir comment s'opère cette modification, en quoi elle consiste, et si les liquides de notre économie peuvent subir des altérations primitives susceptibles de déterminer cette affection. Beaucoup de médecins me répondront que les fluides faisant partie commune de l'organisme, peuvent être altérés primitivement par le motif que ce sont des corps composés soumis à cette loi invariable de la nature, que *tous les corps composés sont susceptibles d'altération et de décomposition*. Ceci s'applique parfaitement aux corps inorganiques ; mais doit-il, peut-il en être de même pour les corps organisés, qui subissent à chaque instant des modifications par l'action seule de l'organisme?

Si c'est commettre une grande faute, comme le dit M. Rostan (*med. clini.*), de nier l'existence d'un fait, par cela seul qu'il n'est pas encore tombé sous nos sens, je crois que c'est une faute plus grave de préjuger un fait qu'on ne fait que soupçonner. De ce que je vois un liquide altéré, s'en suit-il que je doive regarder cette altération comme primitive ? La conséquence ne me paraît pas rigoureuse.

Les fluides de notre économie sont des produits de notre organisation, munis des matériaux nécessaires à la conservation, à la lubréfaction des organes. Si les qualités de ces liquides changent de nature, si leurs principes sont altérés, on devra nécessairement admettre que les élaborateurs de ces liquides ne sont plus dans les conditions physiologiques nécessaires à l'accomplissement normal de leurs fonctions.

En considérant la chlorose dans son ensemble, on dirait que l'organisation tout entière est en lutte continuelle avec la nature. On dirait que tous les organes essentiels à la vie sont profondément lésés; on dirait qu'un des trépieds de la vie est ébranlé. Mais en analysant les faits, un médecin physiologiste se rendra bientôt compte de ce qui se passe sous ses yeux. A quoi donc attribuera-t-il cet état pathologique? Sera-ce à une inflammation pulmonaire? Non, puisque les signes pathognomoniques de cette affection lui manqueront. Il ne pourra pas dire non plus que c'est une *gastrite*, au moins dès le début, par les raisons que nous avons données plus haut. Le cœur, malgré ses mouvements précipités, ne lui offrira aucun indice de lésion organique, surtout à certaine époque de la maladie. Or, s'il est vrai de dire, et personne ne peut en douter, que les organes ne présentent point de lésion matérielle à laquelle on puisse rattacher cette affection, mais seulement un trouble fonctionnel anémique, il faudra nécessairement arriver à cette conséquence rigoureuse, que le système qui établit une correspondance intime entre les organes, et qui, outre son influence sur les besoins que l'on éprouve, entretient l'harmonie nécessaire à l'exercice libre et régulier des fonctions, — que ce système seul doit être la cause de ce qui se passe dans la chlorose. Comment expliquerons-nous donc l'état chlorotique?

Si nous examinons ce qui se passe à l'époque où une jeune fille est appelée à se rendre apte à la fonction de la reproduction, nous verrons que les organes deviennent un foyer d'activité qui répand dans toutes les parties du corps une excitation qui n'appartient qu'à cet âge : de là un changement subit dans tous les organes, en tant que fonction et parenchyme. Le sang devient plus coloré, plus chaud, plus irritant; il porte, dans tous les organes, un surcroît d'activité, de stimulus qu'ils avaient jusqu'alors méconnus, au point que les pubères sentent, comme dit Richerand (*), le liquide pénétrer au travers du corps. En somme, le développement de la puberté résulte d'un transport de nutrition dans toute l'économie.

Le système nerveux vient partager cette métamorphose; et, si l'on considère l'état d'engourdissement dans lequel il était plongé, son état d'atrophie, pour ainsi dire, on ne sera plus étonné qu'une activité à laquelle il n'était nullement habitué soit susceptible de produire, chez lui, un état d'irritation. Cette irritation, suivant la règle générale des phlegmasies, s'irradie dans toutes ses parties, et porte le trouble dans toutes les fonctions de la vie végétative. Ceci explique parfaitement le changement subit qui s'opère chez les jeunes personnes, tant sous le rapport du moral que sous celui du physique. On ne s'étonnera plus si la gaîté, la viva-

(*) Traité de Physiologie. T. 1. P. 536.

cité, attributs du premier âge; sont remplacées par la mélancolie et la tristesse, compagnes inévitables des chlorotiques.

Une fois ce principe admis, comment se forme la chlorose?

Avant de rendre compte de la formation de cette affection, il ne sera pas inutile de donner un résumé succinct du système nerveux de la vie organique. Nous verrons que la nature semble avoir indiqué, par le nombre des ganglions et leur distribution, l'importance des fonctions qu'il doit faire remplir. Je n'entreprendrai pas ici d'exposer l'anatomie descriptive de ce système; cela nous conduirait au-delà des limites que nous nous sommes prescrites dans cet opuscule. Nous nous bornerons à dire que ce système porte le nom de trisplanchnique, — des mots grecs *treis* (trois), et de *splagnoon* (viscères), — nom qui exprime l'idée d'un nerf fournissant des rameaux à trois organes. C'est un cordon nerveux formé d'une quantité de ganglions et de plexus dont il serait trop long d'indiquer ici les innombrables divisions; il est situé sur le côté de la colonne vertébrale, étendu entre la tête et le coxis; il communique avec des nerfs spinaux, ce qui établit une communication directe avec le système de la vie de relation, et il donne de nombreuses ramifications aux organes de la partie antérieure du cou, à ceux de la poitrine et du bassin. Ce système présente autant de symétrie, de régularité, à quelques exceptions près, que le système nerveux qui préside aux mouvements. Les expériences de Haller et autres en sont une preuve incontestable. Il jouit des mêmes avantages que ce dernier, sous le rapport de la sensibilité; il la transmet par de nombreux filets, par ses plexus et ses ganglions. En outre, il préside aux fonctions de la nutrition et d'assimilation, comme le prouvent l'atrophie et l'infiltration des membres paralysés. C'est ce système ganglionaire, en un mot, qui conserve aux organes leur force, leur énergie et leur ton.

Maintenant que nous connaissons les propriétés du tri-splanchnique, il nous sera facile de comprendre comment se forme l'affection dont nous nous occupons.

Nous avons dit que le système ganglionaire se trouvait frappé d'une irritation. Cette irritation survient, soit par le développement propre de ce système, soit par le surcroît d'activité que la nature envoie pour l'accroissement de tout l'organisme, soit par l'action de ces deux causes réunies. Cette irritation rend ce système moins apte à faire remplir les fonctions dont la nature l'a chargé, et amène, par conséquent, un trouble général dans les organes qui sont sous sa dépendance. Ce trouble semble se porter avec plus de force sur les poumons, et occasionne un changement subit dans l'hématose. Le sang perd de sa couleur, de sa qualité, de sa quantité; c'est, du reste, le premier symptôme qui frappe l'œil de l'observateur. Le cœur, qui partage le trouble primitif, ne reçoit plus le stimulus nécessaire pour l'entretenir dans son l'état normal; il bat avec plus de force, de vitesse, et fait entendre des bruits anormaux qui s'étendent jusqu'aux artères. L'estomac ne peut plus élaborer des matériaux propres à la réparation de l'organisme, puisqu'il se trouve sous la même influence que les autres organes. Par la même raison, les tissus, quels qu'ils soient, perdent de leur activité, de leur couleur, ne trouvant plus dans les liquides qui les pénètrent, les principes réparateurs nécessaires à leur conservation.

Si la décoloration de la peau et la décoloration du sang sont les phénomènes les plus patents et les plus prompts, cela tient, sans doute, comme nous l'avons déjà dit, à ce que le poumon ouvre cette scène pathologique. Ainsi nous voyons donc que si l'anémie est la conséquence de la décoloration du sang, cette dernière n'est elle-même que le résultat d'un trouble survenu dans l'organe qui est chargé de l'élaborer. Cette perturbation simultanée et générale des fonctions, nous amène donc à conclure que la chlorose n'est autre chose que :

Une irritation du système de l'innervation, laquelle irritation a pour résultat immédiat un trouble fonctionnel simultané dont la décoloration du sang est un des premiers effets.

CAUSES.

Les causes qui peuvent produire plus particulièrement cette maladie, sont : l'âge du sujet, son développement plus ou moins prompt, son tempérament lymphatique, nerveux ; les veilles prolongées; un amour concentré ou malheureux; des contrariétés de toute sorte; des habitudes funestes que l'on peut prendre dans l'isolement; l'absence de plaisirs vénériens; quelquefois, chez les veuves, un changement subit d'état physique contraire aux vœux de la nature et trop prolongé; ce qu'on appelle vulgairement l'âge de retour; une maladie chronique de l'utérus, etc.....; enfin, tout ce qui peut avoir une action directe sur le système de l'innervation. A cela, il faut ajouter une constitution faible; un régime alimentaire trop aqueux, peu nutritif, et secondé par l'influence d'une habitation ou d'un air malsain; l'abus des boissons froides et surtout chaudes ; l'exposition habituelle à l'action des vapeurs hydrogénées, sulfureuses, ou chargées d'acide carbonique ; le saignement de nez très-fréquent ; une diarrhée abondante et prolongée ; une menstruation difficile ; la suppression des règles chez les personnes qui ont dépassé l'âge de puberté ; l'écoulement leucorrhoïque considérable ; l'habitation des grandes villes, surtout dans un quartier où l'on est privé de rayons solaires ; le défaut d'exercice en plein air. C'est pourquoi ce genre de maladie est plus commun à la ville qu'à la campagne. Mais il ne sera pas inutile de dire qu'aucune de ces causes prise isolément ne peut produire cette affection, et qu'il faut toujours l'intervention de causes exerçant une action directe sur le système de l'innervation. Voilà à peu près les causes qui peuvent amener le développement de la chlorose.

SYMPTOMES.

Les symptômes qui accompagnent cette affection, consistent dans une pâleur extrême, la décoloration complète de la peau, la bouffissure du visage, la lividité des paupières, la décoloration de la conjonctive, des lèvres, des gencives; dans l'expression morne des yeux, la flaxidité des chairs, quelquefois l'œdématie des pieds;— on observe une dyspnée plus ou moins forte, jointe à des palpitations de cœur, que le moindre exercice augmente, principalement quand les malades montent un escalier, ou une pente rapide;— dans une fréquence extraordinaire du pouls; dans un sentiment continuel de lassitude, de fatigue, et dans une grande répugnance au mouvement. On remarque encore des battements d'artères dans différentes régions, des bruits qui ont été reconnus par M. Bouillaud, et auxquels il a donné différents noms (*) ; ils sont plus souvent observés dans les régions du cou.

L'état gastrique vient ajouter à ces symptômes. Il y a anorexie, dépravation de l'appétit, désir de manger de la craie, du charbon, du sel. Souvent on voit des nausées, des aigreurs, et ce qu'on appelle généralement des maux de cœur. Le ventre est presque toujours plus ou moins tendu, et fait entendre des borborygmes très-sonores ; les digestions sont ordinairement lentes et pénibles, accompagnées de bâillements ; d'autrefois, c'est plus rare, elles se font avec une extrême promptitude : dans ce cas, il faut se méfier de cet appétit, qui, loin de profiter à la malade, ne tarde point à développer chez elle une véritable inflammation gastro-intestinale.

En même temps, les malades sont tristes, mélancoliques ; elles recherchent la solitude, soupirent, pleurent involontairement, sans aucune espèce de motif. Elles éprouvent encore des maux de

(*) Bruit du diable, bruit de soufflet, etc.

reins, une suppression de calorique, surtout aux extrémités inférieures, une constipation opiniâtre, et quelquefois une diarrhée verdâtre provenant d'une mauvaise élaboration des aliments, ou en d'autres termes d'un commencement d'inflammation du tube digestif. Les urines sont pâles, quelquefois troubles, alternativement rares et abondantes. La transpiration cutanée est presque nulle.

Quoique le défaut de menstruation et la suppression des règles accompagnent presque toujours la chlorose, quelquefois, cependant, l'écoulement menstruel s'opère; mais alors le sang est pâle, décoloré, séreux et moins abondant que dans l'état normal. Cette menstruation incomplète, loin de soulager les malades, semble au contraire aggraver leur état, et l'on voit toujours, à cette époque, les accidents s'exaspérer, ce qui tient, non point à une irritation ou à une inflammation de l'utérus, mais bien au trouble général que cet organe partage, joint à l'anémie dans laquelle les chlorotiques sont tombées.

Lorsque la faiblesse est portée au dernier degré,

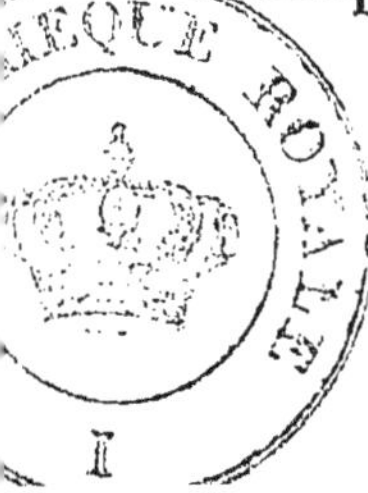

les personnes chlorotiques sont atteintes d'une fièvre hectique qui les consume. Il se déclare une douleur fixe à la tête; le pouls s'accélère; quelquefois une petite toux se déclare; la diarrhée survient; des exacerbations ont lieu tous les jours; l'amaigrissement fait des progrès rapides, et les malades tombent dans un état complet de marasme.

La chlorose est toujours une maladie longue, comme nous pourrons le voir par les observations qui suivront. Elle guérit le plus souvent, mais quelquefois aussi elle entraîne la mort. En général, on peut s'en promettre la guérison tant qu'elle n'est pas accompagnée d'une phlegmasie viscérale. Simple et récente, n'ayant que quelques mois d'existence, elle n'offre aucun danger, si la constitution de la malade est forte; mais ancienne et compliquée, elle est généralement fort grave.

TRAITEMENT.

Le traitement a toujours été conforme à l'idée qu'on s'est généralement faite de la nature de cette maladie. Quand on a considéré les organes plongés dans l'anémie la plus complète, on a cru devoir remonter l'activité qu'ils avaient perdue, par l'emploi des toniques, des stimulants, en tant que cette affection était simple, dénuée de toute espèce de complication. A cet effet, on a conseillé le vin de Bordeaux, le vin de quinquina, les infusions d'armoise, d'absinthe, etc., etc.; enfin les préparations ferrugineuses sous toutes les formes. On a ajouté à ces divers médicaments l'usage des fumigations alcooliques dirigées vers l'utérus, pensant que l'organe générateur, par son retard à subir la métamorphose générale de la puberté, retenait tout l'organisme dans son développement. Dans le cas où il survient une phlegmasie dans le courant de ce traitement, on ne s'occupe que de l'accident qui vient aggraver l'état primitif.

Quand on a considéré la phlegmasie gastrite comme point de départ de la chlorose, on a conseillé les moyens propres à cette affection; mais l'expérience prouve qu'ils sont, sinon nuisibles, au moins inutiles.

Le docteur Hamilton, en basant la nature de la chlorose sur la constipation opiniâtre qui accompagne cette maladie, a conseillé les purgatifs, tels que les pilules d'aloès, de gomme-gutte, la poudre et la teinture de Jalap.

M. le docteur Blaud, de Beaucaire, dit, dans un mémoire à l'académie, avoir obtenu beaucoup de succès des préparations ferrugineuses. L'ordonnance de ce médecin consiste à faire prendre progressivement 1, 2, 3, 4 pilules par jour, composées avec parties égales de sulfate de fer et de sous-carbonate de potasse. Je ne doute nullement de la véracité des observations de M. Blaud; mais je crois que les substances ferrugineuses sont susceptibles de déterminer des inflammations viscérales, et de compliquer ainsi l'état chlorotique. Les observations que j'ai recueillies depuis huit années viennent à l'appui de ce que j'avance.

Ainsi donc, diminuer la gêne de la respiration, puisque c'est elle qui produit la décoloration et partant l'anémie; ranimer les organes, pour les ramener à l'activité normale, sans s'exposer à les irriter par l'emploi de moyens trop violents : telle est la base du traitement que nous croyons devoir adopter, pour arriver à la cure prompte et radicale de cette maladie, et nous atteignons ce résultat, en employant, dès le début de cette affection, une potion dont nous donnons l'ordonnance (*), en secondant l'effet de ce médicament, par l'usage de l'eau

(*) Infusion de tilleul,
Id. de mélisse,
Teinture éthérée de digitale,
Sirop de fleurs d'oranger,
Sirop simple,
A prendre par cuillerées, de deux en deux heures.

Nous n'indiquons point ici de quantité, parce qu'elle est en raison de la constitution et de l'état pathologique du sujet. Nous dirons seulement que nous donnons la digitale de 10 à 25 gouttes, dans 4 onces de l'infusion indiquée.

de houblon faite à froid. Aussitôt après avoir pris trois ou quatre cuillerées de cette potion, quelles que soient la durée et l'intensité de la chlorose, un mieux général se fait sentir. La respiration devient plus libre, à mesure que les battements du cœur diminuent d'intensité et de fréquence ; le sang se colore progressivement, et rapporte aux organes un stimulus qui se rapproche de plus en plus de l'état normal ; les pommettes se colorent ; les symptômes de cardialgie, quelquefois si intenses, disparaissent progressivement ; l'appétit revient ; les douleurs abdominales ne se font plus sentir, et quand l'état chlorotique est accompagné d'aménorrhée, ou d'un défaut de menstruation, les règles arrivent comme par enchantement. L'infiltration des membres se dissippe ; la gaieté reparaît ; un bien-être général vient tout-à-coup changer la scène de désolation dans laquelle sont plongées les chlorotiques.

OBSERVATIONS.

Pour que l'on ne nous accuse pas d'indiscrétion, en voyant en tête de quelques-unes de nos observations les noms des personnes qui en font l'objet, nous croyons devoir dire que nous y avons été autorisés par leurs parents et par elles; ce qui nous place en dehors de toute espèce de blâme.

1re OBSERVATION.

Chlorose accompagnée de défaut de menstrues.

Mlle Adam, de Chalette, fut atteinte de la chlorose, dans le courant de l'année 1837 ou 38; elle fut confiée à un médecin qui la soumit à un traitement ferrugineux. Malgré les soins de mon confrère, la maladie empira, et voici l'état dans lequel je trouvai la malade en 41, époque à laquelle je fus appelé pour lui donner des soins :

Pâleur excessive, décoloration de la peau, lèvres et gencives d'une couleur blafarde, terreuse; yeux ternes, respiration difficile, pouls fréquent, filiforme 90 par minutes, douleurs épigastriques, digestions difficiles, constipation opiniâtre. La région précordiale était fortement soulevée par la force des battements du cœur.

Dans cet état de choses, je fis prendre à la malade la potion que j'ai indiquée plus haut, à la dose de 15 gouttes, par cuillerées, de deux en deux heures, et voici les résultats que j'obtins : Le pouls descendit à 68-70 au bout de quarante-huit heures; la respiration fut beaucoup moins gênée, presque normale; les lèvres, les gencives et la langue s'étaient déjà colorées faiblement. Au bout de dix jours, la malade respirait librement; les battements du cœur étaient presque nuls. Elle pouvait marcher sans gêne, chose qu'elle n'aurait pu faire auparavant. J'ai continué, pendant quelques jours encore, l'emploi de la digitale; mais je l'ai fait suivre de l'usage de l'eau de houblon donnée à froid. Au bout du vingtième jour, la malade était parfaitement guérie, présentant une carnation aussi belle, aussi fraîche qu'on peut l'avoir à son âge. Les règles sont survenues comme par enchantement. Il y a déjà quatre ans que cette jeune personne n'a éprouvé aucune rechute, et qu'elle voit ses règles d'une manière très-satisfaisante. Je suis à même de voir quelquefois cette jeune personne chez son père, et jamais, depuis cette époque, il n'a été question d'un retard dans la menstruation.

2me OBSERVATION.

Chlorose au dernier degré. — Défaut de Menstruation.

Mlle Ancement, de Brienne, jeune personne âgée de 18 ans environ, était atteinte d'une chlorose portée au dernier degré, quand je fus appelé dans le courant de la nuit, pour lui donner mes soins. Cette jeune personne venait de recevoir l'extrême-onction. Elle était assise sur une chaise depuis huit jours et huit nuits; son bras, qui soutenait sa tête, était appuyé sur une table. Elle était sans parole, d'une pâleur cadavérique. Tout son corps était couvert d'une sueur froide; ses extrémités inférieures étaient œdématiées. La respiration était extrêmement courte, difficile, suffocante parfois (60 ou 70 par minute). Le pouls était filiforme, très-fréquent, 180 par minute, et semblait fuir sous le doigt; les deux carotides faisaient entendre le *bruit du diable*. On apercevait les battements du cœur à deux mètres de distance. Cette jeune personne était soumise, depuis je ne sais combien de temps, à un traitement ferrugineux, par un de mes honorables confrères de Brienne. Vous voyez que, malgré le savoir-faire et le traitement plus ou moins bien dirigé, la malade était loin de la voie du salut.

Je m'empressai d'administrer à la malade une potion composée avec une infusion de tilleul et la teinture éthérée de digitale, à la dose de 18 gouttes. Après la première cuillerée, la malade reposa deux heures ; à la quatrième cuillerée, il y eut un sommeil de quatre heures, chose qu'elle n'avait pu faire depuis quinze jours. Je fis continuer l'emploi de la potion pendant toute la journée, et le lendemain tous les accidents de la veille avaient disparu. Cinq jours après, tout rentra dans l'ordre; la malade put marcher jusqu'à son lit et se coucher, ce qu'elle n'avait pu faire depuis long-temps. Huit jours après, je fis prendre à ma malade de l'eau de houblon faite à froid. Le vingt-cinquième jour, cette jeune personne, que son premier médecin avait condamnée à mourir, se promenait dans la rue, au grand désappointement de ce dernier : son teint était bien coloré, beaucoup plus clair qu'avant sa maladie ; de plus, ses règles avaient paru et n'ont jamais cessé de paraître régulièrement.

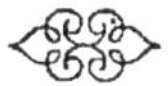

3e OBSERVATION.

Chlorose avec Aménorrhée.

Mlle Maître, de Brienne, fut atteinte, au mois de novembre 1843, de cette affection, à la suite d'un voyage qu'elle fit avec sa mère ; elle présenta tous les caractères d'une véritable chlorose, mais à un degré faible. Peu satisfait du traitement que les sœurs de Brienne lui avaient fait subir, on m'appela. J'employai pendant quinze jours, à la dose de 10 gouttes, la digitale, à laquelle j'ajoutai une application de sangsues, et au bout de ce temps cette jeune personne fut rétablie. L'apparition des règles vint compléter la guérison. Aussi, de triste, pâle qu'elle était, elle est devenue gaie, riante, d'un embonpoint très-satisfaisant. Cette jeune personne est parfaitement rétablie.

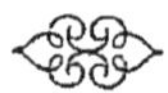

4e OBSERVATION.

Chlorose. — Défaut de Menstruation.

Mlle P. R...., des environs de Brienne, âgée de 18 ans environ, n'ayant jamais été réglée, fut prise de la chlorose en 1840. Les médecins qui lui donnaient des soins, l'avaient soumise à un traitement ferrugineux. Ainsi, les pilules martiales, la tisane avec les boules de Nancy, le lactacte de fer si vanté, tout avait été employé. Désespérée qu'elle était de se trouver dans une position aussi désagréable, elle me fit prier de vouloir bien lui donner des soins. Je fis administrer la potion dont il est question dans les observations première et seconde, et quinze jours après, au contentement de tous ses parents, cette jeune fille, qui pouvait à peine marcher avec des béquilles, marchait fort à l'aise; elle est venue elle-même me remercier des soins que je lui avais donnés, en me disant que ses règles avaient paru un peu. Je ne perdis point la malade de vue, et je pus me convaincre que tout se passait naturellement. Je suis à même de voir cette jeune personne tous les jours, et depuis elle n'a éprouvé aucun accident sous ce rapport-là.

5e OBSERVATION.

Chlorose avec Hypertrophie du cœur.

Mlle Célina S....., du canton de Vendeuvre,

âgée de 12 ans, m'a été présentée par sa mère, pour la débarrasser de la gêne de la respiration qui l'empêchait de marcher, et des battements de cœur qui l'étouffaient, disait-elle, depuis trois mois seulement.

Il y avait, chez la jeune personne, une faiblesse de jambes extrême (qu'elle appelait lassitudes). Sa figure était décolorée, mais d'une pâleur jaunâtre; ses yeux étaient ternes, ses lèvres, ses gencives étaient blafardes. L'œdème était développé d'une manière extraordinaire aux extrémités inférieures. Les carotides faisaient entendre au stethoscope un bruit de soufflet très-prononcé. L'appétit était dépravé; cette pauvre malade n'avait pas de plus grand plaisir que de manger du charbon, quand elle pouvait se soustraire aux regards de sa mère. Le ventre faisait entendre des borborygmes très-sonores et très-fréquents. Cette jeune personne n'avait jamais été réglée.

Nous voyons ici un exemple d'une hypertrophie du cœur qu'on pourrait être tenté de regarder comme primitive; mais si on réfléchit que cette hypertrophie n'est survenue que trois mois ou six mois même après l'invasion de sa chlorose, on ne pourra plus lui attribuer les accidents qui l'ont précédée.

Je fis aussitôt administrer la digitale en potion, comme je l'ai déjà dit. Deux jours après, je revis ma malade qui n'était presque plus oppressée. Les battements du cœur avaient considérablement diminué. Les joues commençaient à se colorer faiblement. L'infiltration des membres n'avait pas entièrement disparu. Je fis continuer le traitement indiqué, et, huit jours après, ses joues étaient bien colorées; son œil n'était plus morne; l'œdème avait disparu; la respiration était devenue libre. La malade marchait sans éprouver le moindre embarras. Les règles sont survenues le seizième jour du traitement.

6e OBSERVATION.

Chlorose avec Aménorrhée.

Cette observation semblerait, au premier abord, une preuve contraire à l'opinion que nous avons émise, quand nous avons dit que l'amenorrhée ne peut pas être regardée comme la cause de la chlorose. Mais si l'on réfléchit aux causes qui déterminent la suppression des règles dans la plus grande partie des cas, telles que l'impression du froid, les contrariétés, etc., on sera porté à regarder la suppression elle-même comme un effet du système nerveux agissant sur l'utérus, et qui se trouble dans sa fonction. L'aménorrhée et la chlorose devront donc être regardées comme émanant de la même cause et pouvant exister séparément. Cette manière d'envisager la maladie nous permettra de comprendre, d'une manière satisfaisante, comment l'aménorrhée peut exister sans signes chlorotiques, chose qu'il n'est pas rare de rencontrer chez les personnes mariées surtout.

Mlle D....., âgée de 17 ans, réglée depuis l'âge de 12 ans, sans interruption, jusqu'au mois de juillet 1842, époque où elle éprouva une suppression complète après avoir mis ses mains dans l'eau fraîche pendant que l'écoulement s'effectuait. Ses parents, voyant que sa santé se détériorait de jour en jour, se mirent à même de connaître la cause de ce changement. Sur l'avis, je ne sais de qui, on lui fit prendre des bains de pieds, des infusions d'absinthe, de la tisane faite avec des clous rouillés. Au bout d'un mois de ce traitement, s'apercevant qu'il n'était rien moins que nuisible, puisque la jeune personne ne pouvait plus rien prendre sans vomir, on me fit demander; c'était le 10 août.

Je remarquai de la bouffissure au visage, perte de l'appétit, douleur épigastrique, constipation opiniâtre, respiration gênée, très-gênée, battements du cœur très-fort, caphatalgie, éblouissements, œdème des membres inférieurs.

Le 11, je prescrivis la potion suivante, à prendre par cuillerée, de deux en deux heures. Le lendemain, la gêne de la respiration était beaucoup moindre. Les battements du cœur avaient diminué de force et de fréquence. La bouffissure de la face avait disparu.

Le 12, même traitement. Légère teinte rougeâtre sur les pommettes, état général ordinaire. L'épigastre n'est plus douloureux au toucher; les vomissements ont cessé.

Le 14, œdème des extrémités dissipé. La malade se promène. Même traitement, avec ordre de prendre de la tisane de houblon faite à froid.

Le 16, l'appétit est revenu, la malade me demande à manger. Même traitement, 2 bouillons par jour.

Le 18, la malade a mangé une côtelette de mouton. Tout est resté dans l'état normal. J'ai fait continuer le traitement jusqu'à la fin du mois, époque où les règles ont reparu. L'état de santé parfaite ne s'est point démenti depuis ce temps-là.

7e OBSERVATION.

Chlorose avec Dysménorrhée.

Au mois de juin 1841, Mlle C. H....., du canton de Brienne, vit sa santé se détériorer à la suite d'une frayeur qu'elle avait eue. Sa figure, ordinairement très-colorée, ne présenta plus qu'une teinte d'une pâleur excessive. Les règles, qui étaient toujours très-abondantes, devinrent peu considérables et irrégulières. Il survint un essoufflement extrême que l'exercice augmentait. Les palpitations la gênaient beaucoup, même pendant son sommeil ; elles la réveillaient plusieurs fois dans la nuit. Les carotides faisaient entendre un bruit de soufflet très-prononcé. L'appétit diminuait d'une manière très-sensible. Cet état dura pendant quatre mois, malgré le traitement que l'on fait suivre ordinairement en pareille circonstance.

Je la soumis au traitement dont j'ai parlé, et le neuvième jour qui suivit l'emploi de la digitale et de la tisane de houblon, tout avait cessé, voire même le bruit des carotides. Le 30 du mois de septembre, époque à peu près ordinaire des règles, elles apparurent et coulèrent cinq jours. Le sang était rouge comme d'habitude.

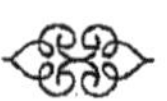

8e OBSERVATION.

Chlorose. — Menstruation normale.

Mlle C....., canton de Brienne, âgée de 23 ans, réglée régulièrement depuis l'âge de 12 ans, d'une constitution faible, tempérament lymphatique, fut atteinte de la chlorose à la suite d'une contrariété. Cette jeune personne, pour obéir aux ordres de son père, fut obligée d'oublier celui qui faisait l'objet de son attachement. Quelque temps après, il s'opéra un changement si notable dans sa santé, qu'on fut obligé de recourir à un homme de l'art.

15 avril 1843. Je fus appelé six mois après l'invasion de la maladie. La jeune personne était d'une pâleur jaunâtre, sa respiration était difficile, son cœur battait avec force, son pouls avait de la fréquence, les carotides faisaient entendre un bruit de soufflet très-prononcé, la malade se plaignait de douleurs de tête. Il y avait inappétence, mais ce qu'elle mangeait était digéré sans souffrance. Les selles étaient assez régulières. Les règles n'avaient jamais manqué depuis qu'elle était malade; seulement elle me dit que le sang n'était pas aussi rouge, ni aussi abondant qu'avant sa maladie.

Je soumis ma malade au traitement que j'ai l'habitude d'employer, et le quatrième jour de ce traitement tout était rentré dans l'ordre. Elle n'accusait que quelques maux de tête, qui ont disparu sans doute, car je n'en ai plus entendu parler.

9e OBSERVATION.

Chlorose avec suppression cataméniale.

Mlle B....., de Château-Fort, près de Versailles, âgée de 17 ans, chlorotique depuis trois ans, après avoir été réglée à l'âge de 13 ans, d'un tempérament lymphatique, fut confiée aux soins d'un médecin fort distingué, qui lui fit suivre le traitement ordinaire : pilules ferrugineuses, sangsues aux cuisses, etc., etc. Malgré tous les soins, la maladie fit des progrès jusqu'à la fin de l'été 1838, époque où je fus consulté.

J'observai une pâleur livide au visage, la décoloration des lèvres et des gencives, la difficulté de respirer, des battements de cœur très-forts. La malade vomissait tous les jours plusieurs fois, depuis plus de six mois. Les digestions étaient très-difficiles; la constipation alternait avec un dévoiement qui durait de vingt-quatre à trente-six heures. On entendait très-distinctement un bruit de scie dans la région du cœur, et le bruit de diable, sur l'artère carotide gauche, plus prononcé que sur la droite. Il y avait impossibilité de monter un escalier. Cepen dant elle marchait encore un peu dans sa chambre. Il y avait une faiblesse générale très-prononcée.

Je prescrivis la potion suivante : infusion de tilleùl et mélisse, quatre onces ; teinture éthérée de digitale, douze gouttes ; sirop de fleur d'oranger, quantité nécessaire, à prendre de deux heures en deux heures, par cuillerée ; pour boisson ordinaire, eau d'orge.

Le surlendemain la respiration était plus libre ; les battements du cœur étaient moins violents. Le bruit de diable avait diminué. L'essoufflement que la malade éprouvait, même en marchant, n'existait plus. Même traitement.

Le dixième jour du traitement, les joues de la malade présentaient une légère teinte rosée. Les gencives étaient colorées. Elle se promenait librement dans sa chambre. Les battements de cœur étaient presque à l'état normal. La malade montait au premier, mais elle était un peu essoufflée. Le besoin de manger se faisait sentir.

Continuation de la potion, qui était portée à dix-huit gouttes de digitale.

Un verre de houblon fait à froid, et à prendre à jeun.

Un bouillon.

Le vingt-cinquième jour de ce traitement, les règles avaient paru bien colorées. La malade était parfaitement guérie.

10e OBSERVATION.

Mlle R....., de Château-Fort, près Versailles, était chlorotique depuis dix-huit mois, au moment où elle fut confiée à mes soins, après avoir été traitée par un de mes confrères, dès l'invasion de de la maladie. 7 septembre 1836.

Cette jeune personne était âgée de 15 ans, d'un tempérament lymphatico-nerveux; elle avait suivi rigoureusement jusqu'alors le traitement de mon confrère, qui consistait dans l'emploi de la tisane faite avec les boules de Nancy, les pilules ferrugineuses et des pédiluves répétés; son état me présenta les signes bien caractéristiques de la chlorose, accompagnés de vomissements très-fréquents, d'une diarrhée qui durait depuis quelques jours. Cela me donna à penser que j'avais à faire à une complication gastro-intestinale.

Je fis cesser à ma malade le traitement qu'elle suivait, pensant qu'il ne pouvait qu'augmenter la phlegmasie, et je la mis à une diète sévère pendant deux jours, avec l'emploi de l'eau d'orge miellée; après ce temps, je commençai à lui faire prendre la potion ordinaire de digitale, à la dose de dix gouttes; je portai progressivement la dose de ce médicament jusqu'à dix-huit gouttes, le faisant toujours suivre de l'usage du houblon. A la fin de ce traitement, qui dura vingt-deux jours, la malade était parfaitement rétablie. Le mois suivant, les règles apparurent sans douleur. Son état cataménial ne s'est point démenti.

11e OBSERVATION.

Chlorose. — Défaut de Menstruation et Gastrite.

Mlle P......, de Villiers, près Versailles, âgée de 20 ans, fut atteinte en 1838 de la chlorose. Son visage était décoloré, d'une teinte jaunâtre; ses yeux étaient mornes, sa respiration était très-courte, difficile et parfois suffocante. Les battements du cœur, très-fréquents et très-forts, redoublaient par la marche. Les carotides faisaient entendre un bruit de diable bien manifeste. Il y avait inappétence, difficulté à digérer ce que l'on prenait. Tel était l'état de la jeune personnne qui fait le sujet de cette observation. Les infusions d'absinthe, d'armoise, la tisane ferrugineuse faite avec des clous rouillés, les pédiluves, rien sous ce rapport ne lui avait manqué. Au bout de quatre mois de ce traitement, voyant que son état empirait, on se décida à m'envoyer chercher. La digitale lui fut administrée pendant quinze jours, accompagnée de l'infusion de houblon. Au bout de ce temps, tous les symptômes chlorotiques cessèrent. Le sang des règles, qui apparurent quinze jours après la disparition de la chlorose, était d'un rouge ordinaire. La malade fut parfaitement guérie.

12e OBSERVATION.

Chlorose sans Aménorrhée.

Mme M......., du canton de Soulaines, âgée de 35 ans, me fit appeler le 16 août 1843, après avoir reçu des soins d'un de mes confrères. Voici les renseignements recueillis de la malade elle-même :

Cette femme, qui se portait bien, d'une forte constitution, et qui avait eu ses règles huit jours avant l'invasion de la maladie, allait aux champs, lorsqu'elle fut abordée par un huissier qui lui remit une assignation. Tout-à-coup elle fut suffoquée,

— c'est son expression, — la respiration fut gênée, des battements de cœur survinrent. On appela le médecin qui avait la confiance de la maison. Une saignée lui fut pratiquée. Trois ou quatre jours après, l'état de la malade empira, le médecin fut rappelé. Celui-ci fut à même de reconnaître tous les symptômes d'une véritable chlorose ; il conseilla à la malade des pédiluves répétés, et l'emploi de pilules ferrugineuses, avec l'usage de l'eau ferrée pour boisson ordinaire. L'époque des règles survint sans que la malade éprouvât la moindre chose de ce côté. Le flux cataménial disparut pendant cinq mois. Le médecin continua son traitement sans en retirer meilleur effet que par le passé, au contraire, à son état premier venait se joindre des vomissements fréquents.

Après un examen attentif, je pus me convaincre que la malade présentait les caractères bien tranchés d'une véritable chlorose. Je fis cesser le traitement employé. Je mis la malade à l'usage de la digitale et du houblon, et huit jours après, les vomissements avaient disparu. La peau avait perdu sa pâleur habituelle, la malade mangeait et digérait passablement. Le 29 août, eut lieu son entier rétablissement avec l'apparition de ses règles.

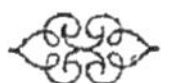

13e OBSERVATION.

Chlorose avec Hypertrophie du cœur. — Dysménorrhée.

Mlle C......., canton de Chavanges, couturière, âgée de 19 ans, me fut présentée le 25 décembre 1843. Cette jeune personne était d'une constitution forte, avait des cheveux châtain-foncé, était ordinairement bien portante, bien colorée, quand, tout-à-coup, elle fut atteinte d'une langueur, pour me servir de son expression.

Pâleur de la face, des lèvres, des gencives, décoloration générale ; respiration très-difficile, très-courte ; battements de cœur très-violents ; inappétence ordinaire, quelquefois pica ; constipation opiniâtre ; céphalalgie quelquefois insupportable. La région du cœur présentait une matité beaucoup plus étendue qu'à l'ordinaire (9 centimètres environ). La carotide gauche faisait entendre le bruit du diable très-prononcé. La malade du reste ne pouvait point marcher. Rien ne manquait aux symptômes qui caractérisent la chlorose. (Potion, 10 gouttes de digitale. — Diète sévère.)

Le 26, l'essoufflement semble diminuer ainsi que les battements du cœur. La région précordiale ne paraît pas se soulever avec la même force. (Même prescription.)

Le 28, respiration plus libre ; battements du cœur moindres et moins fréquents. (Même prescription que l'avant-veille, la digitale à la dose de 14 gouttes.)

Le 30, la respiration était dans le même état,

ainsi que les battements du cœur. (Augmentation de dose de digitale, 18 gouttes.)

Le 2 janvier, diminution notable des battements du cœur, sous le rapport de la fréquence et de la force; respiration à peu près libre; diminution de matité à la région précordiale; le bruit du diable a disparu; l'appétit revient. (Diminution de la digitale, 12 gouttes.)

Le 5, respiration normale; battements du cœur normaux; cependant un léger bruit de souffle persiste; la malade marche sans peine, seulement elle accuse de la faiblesse : cet état a duré jusqu'au 20 janvier, époque à laquelle tout est rentré dans l'ordre, excepté les règles qui n'ont paru qu'un mois après, sans autre médicament que l'infusion de houblon.

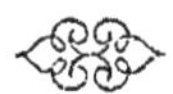

14e OBSERVATION.

Chlorose avec Dysménorrhée.

Le sujet de cette observation est une dame de 45 ans, veuve depuis huit ans, mère de trois enfants, ayant toujours été parfaitement réglée, d'une constitution robuste, d'un tempérament nervoso-sanguin, d'un embonpoint satisfaisant jusqu'au 5 juin 1842, époque à laquelle il s'opéra chez elle un changement progressif, dont elle ne peut connaître la cause. — Cependant, dit-elle, il n'y aurait rien d'étonnant que l'âge ne contribuât à cet état de choses.

Voici la position de la malade au 10 août, jour où je fus appelé pour lui donner mes soins : Décoloration de la peau, semblable à celle que nous avons remarquée dans les observations précédentes; respiration très-gênée; battements de cœur assez violents; digestion difficile, sans douleur épigastrique, sans vomissement; seulement, cette dame éprouvait un poids sur l'estomac après avoir mangé. Il y avait depuis le 22 mai, époque de ses règles, une suppression de flux cataménial. Mais remarquez que dans ce cas-ci tous les symptômes premiers ont précédé la suppression mensuelle. Le traitement ordinaire fut employé sans succès pendant deux mois; je le fis discontinuer, pensant qu'il ne pourrait être que nuisible, vu l'âge du sujet.

J'ai soumis cette malade au traitement ordinaire, qui consiste, comme je l'ai dit déjà dans les autres observations, à donner la digitale progressivement, selon l'âge du sujet, sa constitution, et enfin selon la gravité de la maladie. Au 28 août, tous les accidents avaient disparu, et la malade était entièrement rétablie. Elle n'a plus vu ses règles depuis cette époque, et dans ce moment elle est d'un extrême embonpoint.

15e OBSERVATION.

Chlorose avec Aménorrhée récente.

Mlle B......., du canton de Brienne, me fut présentée par sa mère le 7 février 1843. Cette jeune personne était âgée de 18 ans, d'une constitution lymphatique, délicate, cheveux blonds, réglée à 14 ans et demi. Depuis quelque temps, elle avait un écoulement leucorrhéïque; elle était sujette aux maux de tête, aux étouffements; il y avait plus d'un mois qu'elle n'avait vu ses règles, car elles avaient fait défaut le mois dernier; depuis huit jours les membres inférieurs étaient œdématiés.

Le visage était décoloré; essoufflements très-prononcés; battements de cœur augmentant au moindre exercice; bruit du diable aux carotides; bruit du cœur normal; pouls mou; inappétence, désir extrême de manger de la craie, et particulièrement celle qui a été employée à la construction de leur four. Je note cette particularité, pour faire voir jusqu'où peut aller la bizarrerie des goûts dans cette affection.

Potion avec 10 gouttes de digitale, infusion de houblon pour boisson ordinaire.

Le 10, plus de battements de cœur; moins d'essoufflements; le pouls était bien plus fort; les pommettes commençaient à se colorer.

Le 15, je trouvai la malade se promenant dans la chambre, n'éprouvant aucune espèce de gêne; il n'y avait plus d'essoufflements; elle avait monté du linge au premier sans éprouver aucun inconvénient; la malade avait déjà pris depuis trois jours du bouillon avec plaisir. J'engageai ma malade à poursuivre le traitement que je lui avais conseillé, ce qu'elle fit scrupuleusement. Le 29 février, ses règles parurent. Je n'ai pas eu occasion de revoir cette malade.

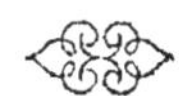

16e OBSERVATION.

Chlorose avec défaut de menstruation.

Mlle Z. M......., âgée de 17 ans, était atteinte d'essoufflements et de palpitations depuis deux ans; elle m'a dit avoir consulté et avoir pris par ordre du médecin de la tisane de clous rouillés; depuis deux mois, elle éprouvait des vomissements presque continuels; elle ne pouvait presque pas manger, et encore lui arrivait-il souvent de ne pouvoir supporter long-temps ce qu'elle prenait. Cette jeune fille avait une figure entièrement bouffie, d'une pâleur extrême; son teint n'était rien moins que terreux; ses lèvres, ses gencives étaient décolorées, et sa respiration très-courte; souvent elle éprouvait des suffocations qui la faisaient pâmer,— c'est son terme; — elle avait des battements de cœur très-violents; le thorax était soulevé avec force; l'auscultation me fit entendre un bruit de scie très-distinct; la carotide donnait au stethoscope un bruit du diable très-prononcé ; les extrémités inférieures étaient œdématiées ; les règles n'avaient jamais paru. Tel était l'état de la malade au mois de novembre 1843.

La potion ordinaire lui fut administrée, et le troisième jour l'œdème disparaissait ; les suffocations n'existaient plus ; les battements de cœur étaient sensiblement diminués ; la face commençait à se colorer faiblement ; le bruit de scie avait été remplacé par un bruit de soufflet ; le bruit du diable existait encore. Je fis continuer le moyen déjà employé, en y ajoutant de l'eau de houblon pour boisson ordinaire et prise à froid.

Le trente-septième jour du traitement, la malade avait vu apparaître ses règles sans éprouver même les douleurs ordinaires. Son état était complètement satisfaisant. Je ne sache pas que, depuis, elle ait eu le moindre accident.

FIN.

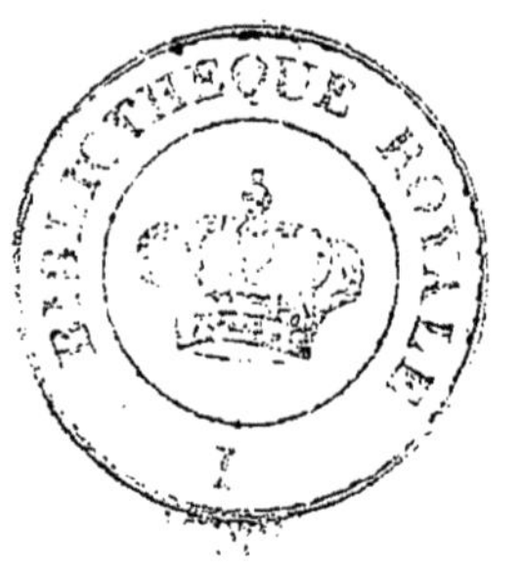

www.ingramcontent.com/pod-product-compliance
Ingram Content Group UK Ltd.
Pitfield, Milton Keynes, MK11 3LW, UK
UKHW020329220726
13923UKWH00003B/1460

9 782019 268893